Stéphanie Laurent

Les 185 symptômes de la péri/ménopause

dont 120 méconnus

Je dédie ce livre à toutes les femmes qui, à un moment de leur vie, voient tout basculer en pensant que le meilleur est derrière elles.

Le meilleur se crée à chaque instant. La péri/ménopause n'est pas une fin, mais le commencement de la nouvelle femme que tu es en train de devenir.

Des solutions existent, alors ne reste pas seule, ose poser des questions et t'entourer de femmes qui savent ce que tu vis.

Avant propos

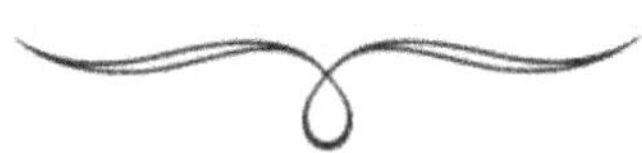

Permets-moi tout d'abord, chère lectrice, de te tutoyer. Nous sommes dans le même bateau, et en tant que sœur de galère, il me semble que te tutoyer n'est pas une marque d'irrespect, mais au contraire, une marque de soutien.

Si tu lis ces lignes, c'est probablement parce que ton corps ne réagit plus comme avant. Ton énergie a changé, ton rapport à la nourriture aussi, ton mental semble parfois plus fragile, plus confus, ou simplement différent. Tu sens qu'il se passe quelque chose, sans toujours réussir à mettre des mots dessus. Et surtout, tu peux avoir tellement de symptômes qu'il te semble difficile les de relier à quelque chose de précis.

Pour commencer, une présentation s'impose.

Je m'appelle Stéphanie Laurent. J'ai une maîtrise de psychologie clinique et je suis spécialisée depuis plus de vingt ans dans la psychologie du comportement alimentaire, la psychonutrition et l'accompagnement des femmes. Je me suis formée aux thérapies cognitivo-comportementales (TCC), aux troubles du comportement alimentaire (TCA) et à la nutrition santé, et j'accompagne des femmes en cabinet et à distance depuis de nombreuses années.

J'ai vu passer des centaines de femmes qui disaient la même chose avec des mots différents. Elles parlaient de fatigue persistante, de prise de poids inexpliquée, d'anxiété qui n'existait pas avant, de troubles digestifs, de difficultés de concentration, d'envies alimentaires incontrôlables ou de douleurs diffuses. Beaucoup avaient consulté, fait des examens, essayé de "faire attention", sans comprendre ce qui leur arrivait vraiment.

Et dans une immense majorité des cas, la périménopause n'était pas évoquée. Ou alors de façon vague, réductrice, limitée à quelques bouffées de chaleur ou à des règles irrégulières.

Moi aussi, j'ai mis du temps à faire le lien. Parce que, comme beaucoup de femmes, je connaissais la ménopause, mais pas réellement la périménopause. Je n'imaginais pas à quel point cette transition pouvait impacter mon corps, mon cerveau, mes émotions, mon rapport à la nourriture et à mon estime de moi.

C'est ce double regard, professionnel et personnel, qui m'a donné envie d'écrire ce livre.

Je l'ai écrit pour aider les femmes à mettre des mots sur ce qu'elles vivent, à reconnaître leurs symptômes, y compris ceux dont on ne parle jamais, et à comprendre que tout cela a une cohérence. Je l'ai écrit sans jargon, sans culpabilisation et sans promesses irréalistes. Parce qu'à un moment, il faut mettre des mots sur ce qui se passe et ne plus faire l'autruche. Il n'y a que comme ça que tu pourras adopter ton nouveau fonctionnement et réduire autant que possible les symptômes qui te dérangent.

Aujourd'hui, j'accompagne spécifiquement les femmes en péri/ménopause à travers une approche globale qui prend en compte le corps, le mental, l'alimentation et le contexte de vie. C'est ce travail qui a donné naissance à mes accompagnements : « Péri/ménopause FIT » et à la « Communauté FIT » (je te donne toutes les informations dans le chapitre 12), des espaces pensés pour ne plus traverser cette période seule et pour retrouver de la stabilité sans lutter contre toi-même.

Ensemble, on se retrouve autour d'une même période, mais avec de multiples symptômes qui arrivent de façon aléatoire, et on trouve des solutions. La communauté, c'est une force pour ne plus se sentir seule et pour créer la nouvelle femme que nous sommes en train de devenir.

Ce livre n'a pas pour objectif de poser un diagnostic ni de remplacer un suivi médical. Il a un autre rôle, fondamental : t'aider à comprendre ce qui t'arrive, à te reconnaître dans ce que tu lis et à remettre du sens là où il n'y avait que des doutes. Parce que comprendre, c'est déjà avancer.

Je te souhaite de trouver des réponses dans les pages qui suivent.

Tu trouveras toutes mes coordonnées à la fin du livre si tu as envie de me contacter, entrer dans ma communauté, ne plus être seule.

Pour faciliter sa lecture et garder de côté ce qui te parle, après chaque partie et chapitre, tu trouveras un espace pour noter les informations que tu souhaites retrouver facilement.

PARTIE 1

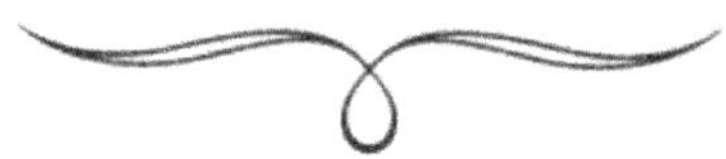

Pour une meilleure compréhension, lorsque j'écris péri/ménopause, c'est que cela concerne les deux périodes, la périménopause et la ménopause, et lorsque j'écris périménopause, cela ne concerne que la période de la périménopause.

Chapitre 1

Comprendre la périménopause pour arrêter de douter de ce que tu ressens

La périménopause, ce que c'est vraiment

La périménopause est une phase hormonale à part entière, et non un simple passage rapide avant la ménopause. Elle correspond à la période durant laquelle le fonctionnement des ovaires commence à se modifier, entraînant des fluctuations importantes des hormones sexuelles féminines, principalement les œstrogènes et la progestérone.

Contrairement à la ménopause, qui est définie de façon claire par l'arrêt définitif des règles pendant douze mois consécutifs, la périménopause n'a pas de marqueur unique. Elle se manifeste par une instabilité hormonale progressive, parfois chaotique, qui peut affecter de nombreux systèmes du corps bien au-delà du cycle menstruel.

Les œstrogènes et la progestérone ne servent pas uniquement à réguler les règles ou la fertilité. Ces hormones influencent également la manière dont on ressent son corps au quotidien, ce qui peut se traduire par des douleurs diffuses, une sensibilité accrue ou des sensations difficiles à expliquer. Lorsque ces hormones commencent à fluctuer de manière irrégulière, le corps doit sans cesse s'adapter, ce qui explique l'apparition de symptômes très variés.

La périménopause est donc une période de transition physiologique majeure, qui impacte l'ensemble de l'organisme – corps et cerveau.

La périménopause commence plus tôt que tu ne le penses

Beaucoup de femmes associent encore la périménopause à la cinquantaine. Pourtant, les données scientifiques montrent que cette phase peut débuter bien plus tôt, parfois dès la fin de la trentaine ou au début de la quarantaine. *D'ailleurs, pour ma part, j'ai commencé à avoir des symptômes autour de quarante ans, mais ce n'est que maintenant que je le comprends, car on me disait que j'étais trop jeune pour que cela soit déjà la périménopause.*

La raison est simple : la réserve ovarienne commence naturellement à diminuer avec l'âge. Ce déclin progressif entraîne une production hormonale plus irrégulière, avant même que les règles ne deviennent clairement anarchiques. Chez certaines femmes, ces fluctuations précoces passent inaperçues. Chez d'autres, elles s'accompagnent déjà de symptômes physiques, cognitifs ou émotionnels.

Ce décalage entre l'âge attendu et l'âge réel de début de la périménopause explique pourquoi tant de femmes ne font pas le lien. Elles se disent (ou on leur dit) qu'elles sont trop jeunes pour être concernées, ou que leurs symptômes doivent forcément avoir une autre origine. Stress, surcharge mentale, alimentation, fatigue ou contexte de vie sont souvent évoqués, parfois à juste titre, mais sans jamais considérer la dimension hormonale sous-jacente.

Le problème n'est pas que ces facteurs n'existent pas. Le problème est qu'ils interagissent avec un système hormonal déjà instable, ce qui peut amplifier les symptômes et rendre la situation encore plus difficile à comprendre.

Pourquoi la périménopause peut durer des années ?

La périménopause n'est pas une phase courte. Sa durée moyenne est estimée entre quatre et dix ans, avec de grandes variations selon les femmes. Cette durée s'explique par le fonctionnement même des ovaires, qui ne cessent pas leur activité du jour au lendemain.

Pendant cette période, l'organisme alterne entre des phases où les hormones semblent relativement stables et d'autres où les fluctuations sont plus marquées. Certaines femmes peuvent avoir l'impression que « tout va mieux » pendant quelques mois, avant de voir réapparaître des symptômes parfois différents ou plus intenses.

Cette évolution en dents de scie est particulièrement déroutante. Elle donne l'impression de ne jamais vraiment comprendre ce qui se passe, et alimente souvent le doute, la culpabilité et la sensation de perdre le contrôle de son corps.

Notes

Pourquoi tu n'as pas fait le lien plus tôt

Les symptômes connus

Quand on pense à la périménopause, on pense aux symptômes qui reviennent presque systématiquement. Les bouffées de chaleur, les sueurs nocturnes, les règles irrégulières, la prise de poids. Ce sont ceux que l'on cite le plus souvent, ceux que l'on reconnaît facilement, ceux que l'on associe spontanément à cette période de la vie.

Le problème, c'est que ces symptômes-là ne sont pas toujours les premiers à apparaître. Beaucoup de femmes entrent en périménopause sans jamais avoir de bouffées de chaleur au début. D'autres continuent à avoir des règles relativement régulières pendant longtemps. Alors, quand les signes ne correspondent pas à ce que l'on croit savoir, le lien ne se fait pas.

Tu peux ressentir de la fatigue, des troubles du sommeil, une irritabilité inhabituelle, une anxiété nouvelle, des douleurs diffuses ou un brouillard mental, tout en te disant que ce n'est sûrement pas hormonal. Parce que dans l'imaginaire collectif, la périménopause a une image très réductrice, souvent limitée à quelques manifestations bien identifiées qu'on entend et lit partout.

Mais si c'était aussi simple, il existerait déjà des compléments sur le marché pour compenser cela, et ce n'est pas le cas. Justement parce que la diversité et l'instabilité des symptômes ne permet pas d'établir un tableau clinique avec précision et de s'y référer pour toutes les femmes.

Ceux dont on ne parle jamais

Ce qui rend la périménopause si difficile à reconnaître, ce sont surtout tous les symptômes dont on parle peu, voire pas du tout. Ceux qui ne sont pas clairement identifiés comme hormonaux. Ceux que l'on attribue facilement au stress, à l'âge, à la charge mentale ou à un mode de vie trop intense. Voire qu'on n'attribue à rien de tout cela, car c'est totalement méconnu.

Des troubles digestifs inhabituels, une hypersensibilité aux bruits ou aux odeurs, des sensations corporelles étranges, des douleurs changeantes, une baisse de tolérance émotionnelle, une fatigue qui ne passe pas malgré le repos, une perte de motivation ou des difficultés de concentration ne sont presque jamais présentés comme faisant partie de la périménopause. Sans parler des symptômes intimes, ceux dont les femmes osent peu parler par pudeur, par honte, par impression qu'elles sont les seules à les vivre.

Quand ces symptômes apparaissent, ils sont souvent vécus isolément. On cherche une explication pour chacun d'eux, séparément. Un problème de sommeil ici. Un souci digestif là. Une période de stress ailleurs. Et comme aucun examen ne montre quelque chose de clairement alarmant, le doute s'installe.

C'est précisément pour cette raison que tant de femmes passent des années sans faire le lien.

C'est un manque d'information !

Pourquoi tant de femmes doutent d'elles-mêmes

À force d'avoir des symptômes diffus, changeants, parfois difficiles à décrire, beaucoup de femmes finissent par douter de leurs propres ressentis. Elles se demandent si elles n'exagèrent pas, pire, si elles n'inventent pas ce qui leur arrive.

Quand l'entourage minimise, quand les professionnels de santé rassurent sans expliquer, quand on te dit que tout est normal ou que c'est "dans la tête", le doute s'installe encore davantage. Tu continues à fonctionner, à travailler, à t'occuper des autres, tout en ayant l'impression de lutter contre ton propre corps, d'être ensevelie sous une mer déchaînée, de nager à contre-courant.

Ce doute est renforcé par le fait que la périménopause ne suit pas un schéma clair. Les symptômes ne sont ni constants ni linéaires. Ils peuvent disparaître pendant un temps, puis revenir autrement, accompagnés d'autres symptômes encore jamais ressentis. Et cette instabilité alimente l'idée que le problème vient de toi, et non d'un processus physiologique en cours.

Ce doute est une conséquence directe du manque de repères autour de la périménopause qui change profondément le regard que tu peux porter sur toi. Ce n'est pas que tu n'as pas vu.

… C'est que personne ne t'a appris à regarder l'ensemble.

C'est aussi pour cela que la reconnaissance des symptômes est une étape essentielle. Mettre des mots, faire des liens, comprendre que tout ne vient pas de nulle part permet de retrouver une forme de sécurité intérieure. Et c'est exactement ce que nous allons faire dans la suite de ce livre.

Notes

Ce que font réellement les hormones

Les œstrogènes et la progestérone ne servent pas uniquement à réguler les règles ou la fertilité.

Ils interviennent dans la régulation de la température corporelle, de l'humeur, du sommeil, de la mémoire, de la concentration, de la masse osseuse, de la digestion et du métabolisme.

Ces hormones agissent via des récepteurs présents dans de nombreux tissus du corps, y compris le cerveau, les muscles, les os, le système digestif et le système cardiovasculaire. Lorsque leurs niveaux fluctuent fortement, ces récepteurs reçoivent des signaux instables, ce qui peut perturber leur fonctionnement habituel.

Les hormones interagissent aussi avec d'autres systèmes essentiels, comme le cortisol, impliqué dans la gestion du stress, ou l'insuline, qui joue un rôle central dans la régulation de l'énergie et du poids. Cela explique pourquoi certaines femmes ressentent à la fois une fatigue importante, une prise de poids, une intolérance au stress ou des troubles du sommeil, sans parvenir à identifier une cause unique.

Les hormones et comment elles agissent sur le corps de la femme

Les œstrogènes, la progestérone et la testostérone agissent via des récepteurs présents dans de nombreux tissus, et pas uniquement dans les organes reproducteurs. On retrouve ces récepteurs dans le cerveau, les os, les muscles, le système digestif, le système cardiovasculaire et même la peau.

Lorsque les niveaux hormonaux deviennent instables, comme en périménopause, ces différents systèmes reçoivent des signaux fluctuants. Cela explique pourquoi les symptômes peuvent toucher plusieurs dimensions en même temps : physique, cognitive, émotionnelle et métabolique, et que les douleurs peuvent intervenir au niveau émotionnel, osseux, musculaire, articulaire, de la mémoire, de la peau, de l'humeur…

1. Les œstrogènes

Les œstrogènes sont souvent présentés comme les hormones féminines. En réalité, il s'agit d'un groupe d'hormones qui interviennent dans de nombreuses fonctions essentielles du corps.

Ils participent à la régulation du cycle menstruel, mais aussi à la santé des os, des muscles, de la peau, des muqueuses, du système cardiovasculaire et du cerveau. Les œstrogènes influencent la température corporelle, l'humeur, la qualité du sommeil, la mémoire, la concentration, la digestion et le métabolisme.

Ils jouent également un rôle important dans la protection osseuse, l'élasticité des tissus, l'hydratation de la peau et des muqueuses, ainsi que dans la régulation de certains neurotransmetteurs impliqués dans le bien-être émotionnel.

En périménopause, le problème n'est pas uniquement leur baisse progressive, mais surtout leurs fluctuations importantes. Ces variations rapides peuvent provoquer des réactions corporelles intenses, parfois imprévisibles, car le corps n'a pas le temps de s'adapter.

2. La progestérone

La progestérone est souvent moins connue, alors qu'elle joue un rôle fondamental dans l'équilibre féminin. Elle est principalement produite après l'ovulation et agit comme une hormone de stabilisation.

Elle participe à la régulation du cycle, mais aussi à l'apaisement du système nerveux. La progestérone a un effet calmant, favorise le sommeil et aide à moduler l'anxiété. Elle intervient également dans l'équilibre glycémique et la gestion du stress.

En périménopause, la progestérone est souvent la première hormone à diminuer, notamment lorsque les cycles deviennent irréguliers ou que l'ovulation est moins fréquente. Cette baisse peut expliquer l'apparition précoce de troubles du sommeil, d'irritabilité, d'anxiété ou de tensions émotionnelles, parfois bien avant les premiers signes classiques de la ménopause.

3. La testostérone

La testostérone n'est pas une hormone exclusivement masculine. Les femmes en produisent aussi, en plus petites quantités, et elle joue un rôle essentiel dans leur équilibre.

Chez la femme, la testostérone intervient dans l'énergie, la vitalité, la force musculaire, la motivation, la libido et la confiance en soi. Elle participe également au maintien de la masse musculaire et à la sensation d'élan physique et mental.

Avec l'âge et la transition hormonale, les niveaux de testostérone peuvent diminuer progressivement. Cette baisse peut contribuer à une fatigue plus marquée, une diminution de la force, une baisse du désir ou une sensation de perte d'élan, souvent difficile à expliquer si l'on ne fait pas le lien avec les hormones.

Le lien entre hormones et neurotransmetteurs

Les hormones sexuelles, en particulier les œstrogènes et la progestérone, n'agissent pas seulement sur le corps. Elles influencent aussi le fonctionnement du cerveau en modulant certains neurotransmetteurs, c'est-à-dire des messagers chimiques qui permettent aux cellules nerveuses de communiquer entre elles.

Ces neurotransmetteurs jouent un rôle central dans l'humeur, la gestion du stress, la motivation, le sommeil et le bien-être émotionnel. Lorsque les hormones fluctuent fortement, comme en périménopause, cet équilibre peut être perturbé.

La sérotonine

La sérotonine est souvent associée à la stabilité émotionnelle et à la sensation de bien-être. Elle intervient dans la régulation de l'humeur, de l'anxiété, du sommeil et de l'appétit.

Les œstrogènes favorisent la production et l'action de la sérotonine. Lorsque leurs niveaux deviennent instables, la sérotonine peut diminuer ou fonctionner de manière moins efficace. Cela peut se traduire par une humeur plus fragile, une anxiété inhabituelle, une irritabilité accrue, des troubles du sommeil ou des envies alimentaires, notamment pour les aliments sucrés.

La dopamine

La dopamine est impliquée dans la motivation, l'élan, le plaisir et la capacité à se projeter. Elle joue aussi un rôle dans l'attention et la concentration.

Les fluctuations hormonales peuvent influencer l'activité dopaminergique. En périménopause, certaines femmes ressentent une baisse de motivation, une difficulté à se mettre en action, une perte d'enthousiasme ou une impression de fonctionner « au ralenti », même sans raison apparente.

Le GABA

Le GABA est un neurotransmetteur aux effets apaisants. Il contribue à calmer le système nerveux, à réduire l'excitation excessive et à favoriser le sommeil.

La progestérone soutient indirectement l'action du GABA. Lorsque la progestérone diminue, ce mécanisme d'apaisement peut être moins efficace. Cela peut expliquer l'apparition de troubles du sommeil, d'anxiété, de tensions internes ou de sensations de nervosité difficiles à contrôler.

Pourquoi ces déséquilibres se ressentent si fortement

Le cerveau est particulièrement sensible aux variations hormonales. Quand les hormones sexuelles fluctuent, plusieurs neurotransmetteurs peuvent être affectés en même temps. Cela explique pourquoi les symptômes émotionnels et cognitifs peuvent apparaître de façon soudaine, intense et parfois incompréhensible.

En sachant cela, tu peux te rassurer sur le fait que tu n'es pas folle, que tu n'y es pour rien, et que ce n'est pas ta faute. C'est ton système hormonal qui se modifie et ton corps et ton cerveau qui essaient de s'adapter à ces changements soudains et parfois brutaux.

Notes

Chapitre 2

Quand les hormones bouleversent tout dans ton corps et ton cerveau

Pourquoi ton corps change sans prévenir

Toutes les femmes que j'ai accompagnées décrivent cette période comme déconcertante, parce que les changements semblent arriver sans logique apparente. Un matin tout va à peu près bien, et d'un coup apparaissent une fatigue inhabituelle, des douleurs, des troubles digestifs, une irritabilité ou un brouillard mental. Une nuit tu peux vivre insomnie sur insomnie, une journée dans le brouillard par le manque de sommeil, tout est sensible, les bruits, les odeurs, et le lendemain, tu pètes le feu. Cette impression de perte de repères est bien réelle, et elle s'accompagne de multiples symptômes sans queue ni tête qui use ton système émotionnel et ta patience.

Les hormones interagissent également avec d'autres systèmes clés, comme le cortisol, impliqué dans la réponse au stress, et l'insuline, qui joue un rôle central dans la gestion de l'énergie et du poids. C'est pourquoi certaines femmes constatent une accumulation de symptômes apparemment sans lien, comme une fatigue persistante, une prise de poids, une intolérance au stress et des troubles du sommeil.

Le corps fonctionne comme un ensemble. Les hormones, le système nerveux, le métabolisme, la digestion, la régulation du stress, le sommeil et les émotions communiquent en permanence entre eux. Quand l'un de ces systèmes devient instable, les autres sont rapidement impactés.

En périménopause, ce déséquilibre ne vient pas d'un "problème localisé", mais d'une instabilité de la communication interne. Les hormones, qui servent de messagers, envoient des signaux variables, parfois contradictoies. Le corps reçoit donc des informations changeantes, ce qui perturbe ses mécanismes d'adaptation.

Ce déséquilibre de plusieurs systèmes internes, explique aussi pourquoi les solutions ciblées sur un seul symptôme sont souvent insuffisantes. Traiter uniquement le sommeil, uniquement l'alimentation ou uniquement l'anxiété ne suffit pas toujours, parce que le problème n'est pas isolé. Il concerne la façon dont le corps régule l'ensemble de ses fonctions à ce moment de la vie.

Pourquoi les symptômes sont si variés

L'une des grandes difficultés de la périménopause, c'est la diversité des symptômes. Beaucoup de femmes se disent qu'elles en ont trop, ou que cela part dans tous les sens pour que tout soit lié à cette période hormonale. Pourtant, cette variété est justement l'un des marqueurs les plus caractéristiques de la périménopause.

La variété des symptômes s'explique aussi par le fait que chaque femme a un terrain différent. Le corps ne part pas de zéro à l'entrée en périménopause. Il arrive avec son histoire hormonale, son niveau de stress, son rapport à la nourriture, son sommeil, sa charge mentale, parfois des fragilités anciennes ou des zones plus sensibles. Les hormones viennent alors amplifier ce qui était déjà là, ou révéler des déséquilibres jusque-là compensés.

C'est pour cette raison que certaines femmes ressentent surtout des symptômes physiques, comme des douleurs, des troubles digestifs ou une prise de poids, tandis que d'autres vivent principalement des symptômes cognitifs ou émotionnels, comme le brouillard mental, l'anxiété, l'irritabilité ou une perte de motivation. D'autres encore voient leur rapport à la nourriture se transformer, avec des envies soudaines, des compulsions ou des crises alimentaires pouvant déboucher sur des troubles du comportement alimentaire.

Il n'existe donc pas un profil type de la périménopause. Il existe des vécus multiples, parfois changeants chez une même femme au fil du temps.

Cette variabilité n'est pas un signe de fragilité. Lorsque tu comprends que la diversité des symptômes est normale, cela te permet déjà de faire baisser la pression, mais également aide à arrêter de comparer ce que tu vis avec ce que vivent les autres femmes, et à reconnaître que ton expérience est légitime, même si elle ne ressemble pas à celle de ta sœur, de ta collègue ou de tes amies.

C'est aussi ce qui explique pourquoi tant de femmes mettent du temps à faire le lien avec la périménopause. Quand les symptômes sont multiples, changeants et parfois discrets au départ, il est facile de penser qu'il s'agit d'autre chose, sans rapport entre eux. Et pourtant, lorsqu'on les regarde ensemble, une logique apparaît.

Notes

PARTIE 2

Les 185 symptômes de la péri/ménopause

J'ai cherché pendant longtemps, des listes de symptômes, précis ou non, des listes qui m'indiqueraient que ce que je vis est normal. Je n'ai rien trouvé.

Pourtant, ce que je vis, et ce que les femmes que j'ai accompagnées et accompagne encore vivent, n'est pas visible du plus grand nombre de femmes.

Pourquoi ?

Nous avons l'impression d'être seule, que cela n'arrive à personne d'autre, mais sache que tu n'es pas la seule à vivre ce que tu vis, et dans cette liste, tu trouveras multitudes de symptômes qui feront écho aux tiens.

Cette partie du livre a été pensée pour t'informer, te rassurer peut-être. Pour mettre des mots précis sur des ressentis flous, dispersés, parfois difficiles à expliquer.

Il n'existe pas une liste courte et universelle de symptômes. Il existe une multitude de signes possibles, plus ou moins connus, plus ou moins visibles, qui peuvent apparaître à différents moments et avec des intensités variables.

Dans cette partie, tu vas découvrir les 185 symptômes associés à la périménopause, dont 120 sont encore largement méconnus. Certains te sembleront évidents, d'autres vont probablement te surprendre. Tu reconnaîtras peut-être ceux que tu vis aujourd'hui, mais aussi ceux que tu as vécus sans jamais les relier à cette période de ta vie, ou ce que ta sœur, ta mère, une amie, te dit avoir vécu sans comprendre que c'était un des symptômes de la périménopause.

Ces symptômes sont classés par grandes catégories pour t'aider à t'y retrouver. Tu verras aussi une distinction entre les symptômes les plus connus, identifiés par ce symbole (*) et ceux dont on parle rarement. Cette distinction n'a pas pour but de hiérarchiser ce qui est plus ou moins grave, mais de montrer à quel point la vision de la périménopause est souvent réductrice.

Il est important de préciser une chose. Tu n'as pas besoin de te reconnaître dans une majorité d'entre eux pour être concernée. Parfois, quelques signes suffisent à déséquilibrer profondément le quotidien.

L'objectif de cette liste n'est pas de t'inquiéter ni de te pousser à tout surveiller. Elle est là pour t'aider à comprendre, à reconnaître, et surtout à arrêter de penser que ce que tu ressens est isolé, étrange ou sans lien. Mettre des mots, c'est souvent la première étape pour apaiser.

Prends le temps de lire cette partie à ton rythme. Tu peux la parcourir d'un seul coup ou y revenir par petites touches. Laisse-toi simplement la possibilité de reconnaître ce qui te parle, sans te juger, sans chercher à tout analyser.

Dans la suite, nous verrons aussi comment ces symptômes impactent ta vie, et surtout ce qui peut réellement aider à ce stade. Mais avant cela, faisons ce travail essentiel : nommer ce que ton corps et ton mental expriment.

Notes

Chapitre 3

Symptômes hormonaux et physiques

(dus aux fluctuations des œstrogènes, de la progestérone, parfois de la testostérone)

Cette première catégorie regroupe les manifestations les plus directement liées aux variations hormonales. Certaines sont bien identifiées, souvent citées quand on parle de péri/ménopause. D'autres, beaucoup plus nombreuses, sont pourtant tout aussi réelles mais rarement reliées à cette période.

Troubles du cycle

- *Cycles plus courts ou plus longs

- *Cycles anovulatoires *(cycle sans ovulation)*

- *Douleurs menstruelles accentuées

- *Règles irrégulières

- *Règles plus abondantes

- *Règles plus légères

- *Règles très rapprochées

- Sensation de règles interminables *(plusieurs semaines)*

- *Spotting entre les règles *(petits saignements en dehors des règles qui durent des jours après les règles et forment souvent une petite tâche dans la culotte)*. Bénin en péri/ménopause, mais si cela dure, que les saignements son inhabituels ou douloureux, il est important de le signaler au gynécologue pour écarter d'autres causes.

- *Syndrome prémenstruel plus intense ou prolongé

Bouffées de chaleur & thermorégulation

- *Bouffées de chaleur diurnes

- *Bouffées de chaleur nocturnes

- Frissons après les bouffées

- *Intolérance à la chaleur

- Sensation de température corporelle instable

- *Sueurs nocturnes

Prise de poids & modifications corporelles

- *Difficulté à perdre du poids malgré les efforts

- Gonflement généralisé

- *Prise de poids abdominale

- Redistribution des graisses

- *Rétention d'eau

- Sensation de corps plus lourd ou plus dense

- *Variations rapides du poids

Fatigue & énergie

- *Baisse de l'endurance

- Effondrement énergétique pouvant causer des vertiges, la sensation que le sol se dérobe sous tes pieds

- Épuisement émotionnel

- *Épuisement inexpliqué

- Épuisement après des efforts auparavant tolérés

- Fatigue cognitive

- *Fatigue intense dès le réveil

- *Fatigue persistante malgré le repos

- Léthargie

- Récupération plus lente

- Sensation d'être vidée

- Sensation d'être anesthésiée

- Sensation de vide

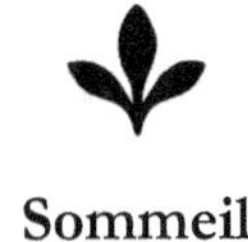

Sommeil

- Cauchemars violents (souvent qui mettent en péril ta vie, celles de tes enfants, de tes proches)

- *Insomnies d'endormissement

- *Réveils nocturnes fréquents

- *Réveils précoces

- *Réveils en sueur

- Rêves très intenses

- Sensation de ne jamais vraiment dormir

- *Sommeil non réparateur

- Somniloquie *(parler dans son sommeil, de façon involontaire. De quelques mots à des phrases, compréhensibles ou non. Très fréquent quand le sommeil est fragmenté et peut apparaître ou s'accentuer en péri/ménopause à cause des réveils nocturne et de l'instabilité du sommeil)*

- Vertige de sommeil (impression d'être aspirée dans ton matelas, et de perdre la notion des lieux. Ne plus savoir où tu es)

Douleurs & inconforts physiques

- Contractures *(souvent des mollets, le jour et/ou la nuit)*

- Courbatures chroniques *(présentes de façon répétée plusieurs semaines sans lien avec un effort particulier)*

- Craquements articulaires *(la baisse des œstrogènes réduit les réserves de liquide synovial, ce qui assèche les articulations). (Pour le moment rien ne prouve que les œstrogènes soient le seul facteur en cause)*

- *Cystites

- Douleurs articulaires

- *Douleurs lombaires

- *Douleurs musculaires

- Envies d'uriner urgentes et imprévisibles

- Fuites urinaires

- Gardnerella vaginalis *(avec la baisse des hormones il se produits un déséquilibre de la flore vaginal et la bactérie Gardnerella, naturellement présente dans le vagin, peut causer une infection ayant pour conséquence une mauvaise odeur de poisson, qui peut être ressentie pendant et après les rapports)*

- Incontinence *(perte involontaire d'urine)*

- *Maux de tête fréquents

- *Migraines hormonales *(apparaissent au moment du cycle, avant ou pendant les règles)*

- Nycturie *(envie fréquentes d'uriner)*

- Raideurs matinales

- Sensations inflammatoires diffuses

- Tensions cervicales *(favorisées par le stress, la fatigue, les troubles du sommeil, la lumière, les sons)*

Symptômes cardiovasculaires & neurologiques périphériques

- Étourdissements

- Oppression thoracique

- *Palpitations

- Sensation de cœur qui bat fort

- Sensation de tête vide

- Tachycardie

- Vertiges

Peau, phanères & muqueuses

- Acné tardive ou inflammatoire

- Atrophie des grandes lèvres

- Atrophie des petites lèvres

- *Baisse de la lubrification

- Changement de couleur des lèvres *(plus foncées)*

- *Cheveux plus fins

- Cheveux plus secs

- *Chute de cheveux

- *Cystite

- Démangeaisons sur le corps

- Démangeaisons vulvaires

- *Douleurs pendant les rapports

- Eczéma ou poussées cutanées

- Fragilité cutanée *(marquer et faire des bleus rapidement. Parfois sans s'en rendre compte. Cela est dû à la peau qui devient de plus en plus fine)*

- Hirsutisme *(excès de poils au visage ou sur le corps)*

- *Ongles des mains cassants

- Ongles des mains qui se dédoublent

- Ongles des mains qui passent de durs et cassants à mous

- Ongles des pieds qui durcissent *(parfois impossibles à couper)*

- Ongles qui jaunissent *(mains et pieds)*

- *Inconfort pendant les rapports

- *Infections urinaires à répétition

- Peau des doigts qui durcissent *(proche du bord des ongles)*

- Peau des orteils qui durcissent *(proche du bord des ongles)*

- *Peau plus sèche, plus fine

- Sécheresse buccale

- Sécheresse oculaire

- Sécheresse nasale

- *Sécheresse vaginale

Symptômes sensoriels

- Acouphènes, bruits fantômes

- Engourdissements des mains, pieds, jambes et bras

- Fourmillements dans les mains, les pieds, les jambes et les bras

- *Hypersensibilité à la lumière

- Hypersensibilité aux odeurs

- Odeurs fantômes *(sentir des odeurs que personne ne sent)*

- Paresthésie

- Sensation de décharge électrique, souvent dans les membres

- Sensation de brûlures dans les membres

- Sensation d'oreilles bouchées

- Troubles visuels transitoires

Autres symptômes physiques

- Boule dans la gorge permanente
- Difficulté à avaler *(des liquides, des aliments)*
- Sensation de gorge serrée

Notes

Chapitre 4

Symptômes cognitifs & neurologiques

(Dus à l'action des hormones sur le cerveau)

Quand on parle de périménopause, on pense rarement au cerveau. Et pourtant, pour beaucoup de femmes, c'est souvent là que les premiers signaux apparaissent.

Difficultés à se concentrer, trous de mémoire, sensation de brouillard mental, impression de ne plus fonctionner comme avant… Ces symptômes sont déstabilisants, parfois inquiétants, et souvent mal compris.

Le cerveau est particulièrement sensible aux fluctuations hormonales. Lorsque ces hormones deviennent instables, le fonctionnement cérébral peut lui aussi perdre en stabilité, donnant naissance à des symptômes cognitifs et neurologiques très variés.

Ce qui rend ces manifestations difficiles à vivre, c'est qu'elles touchent directement à ce qui fait ton identité quotidienne : ta capacité à réfléchir, à t'organiser, à décider, à te souvenir, à gérer tes émotions. Beaucoup de femmes doutent alors d'elles-mêmes, pensent qu'elles « perdent la tête » ou qu'il s'agit d'un problème personnel, alors qu'il s'agit d'un phénomène fréquent à cette période de vie.

Attention & mémoire

- *Brouillard mental

- Difficultés à organiser ses idées

- Difficulté à prendre des décisions

- *Difficulté de concentration

- Lenteur cognitive

- *Oublis fréquents

- *Perte de mots

- Perte de repère dans l'espace

- Perte de repère dans le temps

- Sensation de confusion

Coordination et repères

- Baisse de l'attention corporelle

- Déséquilibre léger en se levant ou en tournant

- Difficulté à coordonner les gestes fins (attraper, viser, verser)

- Difficulté à écrire comme avant (les lettres se forment mal, l'écriture est crispée)

- Difficulté à évaluer les distances

- Difficulté à évaluer sa position en marchant

- Impression de marcher de travers

- Maladresse inhabituelle *(tout faire tomber, tout glisse des mains)*

- Perte de repères spatiaux

- Se cogner souvent

- Sensation d'être désaxée dans l'espace

Notes

Chapitre 5

Symptômes émotionnels & psychologiques

(Dus aux fluctuations hormonales et à leurs effets sur la
régulation émotionnelle)

- Agoraphobie (peu de cas, souvent pas associés à la périménopause, mais des femmes rapportent qu'elles ont développées une peur de sortir, une peur des autres. Il se peut, selon mon interprétation en tant que thérapeute spécialisée en thérapie cognitivo-comportementale, que ce soit plus en lien avec la peur de ne pas maîtriser les différents symptômes qui peuvent survenir n'importe quand et n'importe où et se retrouver en mauvaise posture)

- Altération de l'image corporelle

- Auto-dévalorisation

- *Baisse de l'estime de soi

- Besoin accru de solitude

- Culpabilité excessive

- Désintérêt pour des choses auparavant appréciées

- Envie de changement radical

- Envie de tout arrêter ou de fuir

- Idées noires

- Impression de fin de cycle de vie

- Perte d'élan vital

- *Perte de motivation

- Perte de sensualité

- *Perte du désir sexuel

- Questionnements existentiels

- Rejet de son image corporelle

- *Repli sur soi

- Sentiment de ne plus se reconnaître

- Sentiment d'inutilité

- Sentiment d'étouffement

Humeur & régulation émotionnelle

- *Anxiété accrue

- Angoisses diffuses

- Colère soudaine

- *Crises d'angoisse

- Crises de panique

- Hypersensibilité émotionnelle

- *Irritabilité intense

- *Pleurs faciles

- *Sautes d'humeur

- Sentiment de débordement mental

- *Tristesse inexpliquée

Notes

Chapitre 6

Comportements alimentaires et digestifs modifiés

(Dus à la perturbation des signaux de faim, de satiété et de récompense)

- Alternance constipation / diarrhée

- Alternance restriction / lâcher-prise

- Attirance marquée pour le gras ou le salé

- *Augmentation de l'appétit

- *Ballonnements

- *Constipation

- *Diarrhée

- Digestion plus lente

- *Diminution de l'appétit

- Envies compulsives de sucre

- *Fringales nocturnes

- *Grignotages émotionnels

- *Inconforts digestifs

- Intolérances alimentaires nouvelles

- Perte de repères alimentaires

- Orthorexie *(obsession de consommer de la nourriture saine, préoccupation concernant leur provenance, leur cuisson, leurs interactions avec d'autres aliments, pour éviter, dans le cas de la péri/ménopause, d'accentuer les problèmes digestifs, la prise de poids…)*

- Troubles du comportement alimentaire réactivés

- Troubles du comportement alimentaire nouveaux

- Sensation de ne jamais être rassasiée

PARTIE 3

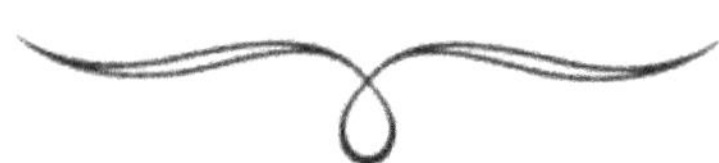

Ce que ces symptômes impactent dans ta vie

Les symptômes de la péri/ménopause s'invitent dans le quotidien, modifient les repères, les habitudes, les relations et parfois même l'image que tu as de toi.

Quand le corps change, ce n'est pas seulement une question de poids ou de silhouette. C'est le rapport aux vêtements, au miroir, au confort, à la féminité qui se transforme.

Quand la fatigue s'installe, elle ne se limite pas à une sensation de manque d'énergie. Elle influence la motivation, la concentration, la patience et la capacité à faire face aux exigences du quotidien.

Ces impacts sont souvent minimisés, parce qu'ils ne se mesurent pas facilement. Pourtant, ils pèsent lourd. Ils peuvent créer un sentiment de décalage entre la femme que tu étais et celle que tu deviens, et alimenter la culpabilité, l'incompréhension ou l'auto-jugement.

Dans cette partie, l'objectif n'est pas d'analyser davantage les hormones ou les mécanismes biologiques. Il est de mettre en lumière les répercussions concrètes de ces symptômes sur ta vie personnelle et professionnelle, pour que tu puisses comprendre ce qui se joue, normaliser ce que tu ressens, et commencer à ajuster ton regard sur toi-même.

Chapitre 7

Le rapport au corps

La péri/ménopause ne change pas seulement le corps. Elle change la façon dont tu habites ton corps. Ce que tu voyais, ressentais ou contrôlais auparavant devient parfois flou, inconfortable ou déroutant. Le corps ne répond plus de la même manière, et ce décalage peut profondément bousculer le lien que tu entretenais avec lui.

De nombreuses femmes parlent d'un sentiment d'étrangeté corporelle. Les vêtements ne tombent plus pareil, certaines zones gonflent sans raison apparente, le miroir renvoie une image difficile à reconnaître. Même sans prise de poids importante, le corps peut sembler plus lourd, plus dense, moins familier. Cette transformation silencieuse peut créer une distance entre toi et ton propre corps.

Ce qui rend cette période délicate, c'est que ces changements arrivent souvent sans mode d'emploi. Tu continues à faire "comme avant", mais les résultats ne suivent plus. Cela peut générer de la frustration, de l'incompréhension, voire un rejet progressif de ton image corporelle. Certaines femmes évitent le miroir, d'autres changent leurs vêtements, d'autres encore se sentent en lutte permanente avec leur corps.

Poids, image, vêtements, miroir

En péri/ménopause, le rapport au corps change en profondeur. Ce n'est pas seulement une question de kilos en plus ou en moins. C'est une sensation plus globale, plus diffuse, souvent difficile à expliquer.

Souvent, les femmes décrivent un corps qu'elles ne reconnaissent plus. Le poids peut augmenter, mais parfois il ne bouge presque pas, et pourtant le corps semble différent. Plus lourd, plus dense, moins tonique. La répartition change, certaines zones prennent plus de place, d'autres se relâchent. Le ventre devient souvent un point de tension central, mais ce n'est pas le seul. Les hanches, le dos, les cuisses, la poitrine peuvent aussi se transformer, donnant l'impression que le corps s'élargit ou se modifie sans logique apparente.

Cette transformation physique vient directement impacter l'image corporelle. Le miroir devient un moment délicat. Certaines femmes évitent de se regarder, d'autres scrutent leur reflet avec sévérité, cherchant ce qui a changé, et constatant ce qui ne va plus. Il peut y avoir une vraie discordance entre l'image intérieure, celle que tu as de toi depuis des années, et ce que le miroir renvoie aujourd'hui. Cette discordance est souvent source de malaise, de tristesse ou de colère.

Les vêtements rendent ces changements encore plus concrets. Ce qui allait bien auparavant serre, gêne, comprime ou tombe mal. Certaines matières deviennent inconfortables, certaines coupes insupportables. S'habiller peut devenir une épreuve quotidienne, une succession de petits rappels que le corps a changé. Cela peut générer une fatigue mentale importante, parfois sous-estimée, liée simplement au fait de devoir choisir une tenue, d'anticiper le regard des autres ou de se sentir à l'aise dans son corps.

Ce qui complique encore les choses, c'est le regard extérieur. On te dit parfois que "ça ne se voit pas tant que ça", que "tu es très bien comme tu es", alors que toi, tu ressens profondément ces changements dans ton corps. Cette différence entre le ressenti interne et le discours extérieur peut accentuer le sentiment de solitude et d'incompréhension. Tu sais que quelque chose a changé, même si cela n'est pas toujours visible de l'extérieur.

À cela s'ajoute souvent une histoire personnelle avec le corps et le poids. Beaucoup de femmes arrivent en périménopause après des années de contrôle, de régimes, de tentatives pour "tenir" leur corps. Lorsque ces stratégies ne fonctionnent plus, la frustration est d'autant plus grande. Certaines se sentent trahies par leur corps, d'autres coupables, persuadées de ne pas faire ce qu'il faut.

Pourtant, le corps n'est pas en train de dysfonctionner. Il est en train de se réorganiser. Les priorités biologiques changent, le métabolisme s'adapte, l'énergie est redistribuée différemment. Ce corps qui résiste n'est pas un ennemi, mais un corps qui essaie de fonctionner au mieux dans un contexte hormonal nouveau.

La péri/ménopause n'est pas un problème, elle est naturelle, et passer de la lutte à l'écoute est essentiel. Ne cherche pas à tout contrôler, essaie plutôt d'accepter et d'adapter tes repères. Ce changement de posture est la première étape pour apaiser la relation au corps, au poids, aux vêtements et au miroir. Ce n'est pas un renoncement, c'est une vision différente de toi, de ton corps et de ta façon de réfléchir. Petit à petit tu seras plus concentrée sur l'essentiel, tu vas adapter ton alimentation, ton activité physique, ta garde-robe et construire une nouvelle femme.

Notes

Chapitre 8

La fatigue invisible

Pourquoi tu n'as plus la même énergie

La fatigue liée à la périménopause n'a rien à voir avec une simple baisse de forme. Nombre de femmes se font dire qu'elles n'ont qu'à se reposer, aller se détendre au spa, marcher et prendre l'air.

Mais ce n'est pas une fatigue qui passe avec une bonne nuit de sommeil ou un week-end au calme. Elle est plus profonde, plus diffuse, et souvent difficile à expliquer. Beaucoup de femmes disent qu'elles dorment, mais qu'elles ne récupèrent pas vraiment. Comme si le corps ne se rechargeait plus de la même manière.

Cette fatigue est dite invisible parce qu'elle ne se voit pas toujours de l'extérieur. Tu continues à faire ce que tu as à faire, à assumer tes responsabilités, à avancer. Pourtant, à l'intérieur, tout demande plus d'effort. Se lever, se concentrer, réfléchir, décider, gérer les imprévus. Là où l'énergie était auparavant disponible, elle devient comptée, imprévisible et parfois impossible à mobiliser.

Ce qui est particulièrement déstabilisant, c'est que cette fatigue ne suit pas toujours une logique claire. Certains jours, tu te sens vidée dès le matin. D'autres, l'énergie revient sans prévenir, avant de retomber brutalement. Cette irrégularité peut donner l'impression de ne plus pouvoir se fier à son propre corps ni anticiper ses projets de peur que l'épuisement réduise tout à néant.

Le repos, dans ce contexte, ne suffit plus toujours. Dormir davantage, lever le pied, annuler des choses peut soulager temporairement, mais ne règle pas le fond du problème. Parce que cette fatigue n'est pas seulement liée à ce que tu fais, mais à la façon dont ton corps gère désormais l'énergie, le stress, le sommeil et la récupération.

À cela s'ajoute souvent une fatigue mentale et émotionnelle. Devoir s'adapter en permanence à des symptômes changeants, gérer l'inconfort, composer avec un corps moins prévisible, tout en maintenant une vie personnelle et professionnelle active, use profondément. Cette charge invisible est rarement reconnue, mais elle pèse lourd.

Lorsque la fatigue est installée, rien ne sert de t'éloigner de ce que tu aimais faire. Il s'agit plutôt d'adapter un nouveau rythme. Si tu pouvais faire deux heures de sport auparavant, divise ce temps en plusieurs sessions. Oui, cela peut te paraître inconfortable, car tu dois changer des habitudes qui te convenaient bien, mais le but est de continuer à bouger ton corps avec ses capacités actuelles. Ton cerveau, embrouillé et chagriné un temps de cette situation, va vite comprendre que tu ne passes pas d'active à inactive. Au contraire, le fait de t'adapter va le soulager de savoir que tu ne baisses pas les bras. Ainsi, il pourra continuer à se projeter dans des projets tout en prenant en compte ton énergie qui alimente différemment ton corps dorénavant.

Notes

Chapitre 9

La vie personnelle et professionnelle

La charge mentale

En péri/ménopause, la charge mentale prend souvent une ampleur nouvelle. Ce n'est pas forcément qu'il y a plus à faire qu'avant, mais tout semble demander davantage d'effort. Penser à tout, anticiper, organiser, gérer les imprévus devient plus lourd, plus fatigant, plus envahissant.

Énormément de femmes décrivent une sensation de saturation mentale permanente. Comme si le cerveau ne parvenait plus à faire le tri, à hiérarchiser, à poser les choses. Les pensées s'accumulent, tournent en boucle, et la moindre tâche supplémentaire peut devenir la goutte de trop. Cette surcharge intérieure est d'autant plus difficile à vivre qu'elle est invisible et rarement reconnue.

Ce qui accentue cette charge mentale, c'est souvent le décalage entre ce que tu attends de toi et ce que tu arrives réellement à faire. Tu continues à vouloir tout gérer comme avant, alors que tes ressources internes ont changé. Ce tiraillement constant use profondément et alimente la culpabilité. Mais vivre bien avec son corps, cela passe par l'acceptation de faire des choix différents. Peut-être en faire moins, garder les choses qui te font réellement du bien, qui vont te recharger au lieu de t'épuiser physiquement et/ou mentalement.

Ce terme « charge mentale », peut tout à fait être modifié. Ce qui n'est pas fait n'empêchera pas de vivre, alors relativise, prends de la distance et reste concentrée sur toi. C'est essentiel pour être confortable dans ton corps.

La concentration

La concentration est souvent l'une des premières fonctions à se fragiliser. Se poser sur une tâche, rester attentive, suivre un raisonnement jusqu'au bout devient plus difficile. L'esprit décroche plus vite, se disperse, fatigue rapidement. Elle fait partie des tout premiers symptômes à se manifester sans qu'on le relie à la périménopause.

Dans la vie professionnelle, cela peut être particulièrement déstabilisant. Lire un dossier, participer à une réunion, enchaîner plusieurs sujets ou prendre des décisions demande plus de temps et plus d'énergie. Certaines femmes ont l'impression de devoir redoubler d'efforts pour obtenir un résultat similaire à ce qu'elles faisaient auparavant sans y penser.

Cette difficulté de concentration peut générer beaucoup de doute. Tu peux te demander si tu es encore compétente, si tu perds en efficacité, si tu n'es pas en train de "décliner".

En réalité, il ne s'agit pas d'une perte de capacités, mais d'un fonctionnement cognitif qui demande désormais plus de récupération, plus de clarté et moins de surcharge.

La tolérance au stress

La tolérance au stress change elle aussi de manière significative. Les situations tendues, les imprévus, les conflits ou les sollicitations multiples deviennent plus difficiles à absorber. Ce qui passait auparavant peut aujourd'hui déclencher une réaction émotionnelle plus forte, plus rapide, parfois disproportionnée, comme la colère.

Toutes les femmes que j'ai accompagnées disent se sentir plus irritables, plus à fleur de peau, ou au contraire envahies par le stress. La capacité à relativiser diminue parce que le système nerveux est déjà fortement sollicité par les fluctuations internes.

Cette baisse de tolérance au stress peut impacter les relations personnelles et professionnelles. Tu peux te sentir moins patiente, moins disponible, plus facilement dépassée. Tu peux aussi refuser toutes sorties, arrêter les activités où il y a trop de monde, et vouloir te retrouver seule, au calme. Cela n'a rien d'anormal, ton corps et ton cerveau ont besoin de silence.

Déjà, dans le silence on ressent mieux ce qui se passe en nous, et puis, il agit comme un baume réparateur. Toutefois, l'isolement n'est pas une solution sur le long terme. Car se confronter aux autres permet de faire des feedbacks sur ton état mental. Tout ce que tu vas tenter de mettre en place pour mieux vivre cette période ne fonctionnera pas du premier coup, mais en te confrontant aux situations qui t'épuisent un jour, tu découvriras que cela se passe mieux, que tu arrives à protéger ton énergie et ne te laisses plus submerger, ce sera une belle prise de conscience que ce que tu as mis en place fonctionne.

Notes

PARTIE 4

Chapitre 10

Ce qui aggrave les symptômes sans que tu le saches

Facteurs aggravants souvent invisibles

À ce stade de la vie, il est fréquent de multiplier les efforts pour aller mieux. Ajuster son alimentation, essayer de mieux dormir, reprendre une activité physique, faire du yoga, de la méditation pour alléger son mental. Pourtant, malgré cette implication, les symptômes peuvent s'intensifier. Cette incohérence apparente est l'un des éléments les plus déstabilisants de la péri/ménopause.

Ce sont souvent des facteurs aggravants discrets, installés progressivement, qui entretiennent ou amplifient les symptômes.

Le contrôle

Le besoin de contrôle s'installe naturellement quand on sent que tout devient instable. Contrôler ce que l'on mange, son poids, ses réactions émotionnelles, son organisation quotidienne, son niveau de performance. Ce contrôle peut sembler rassurant, mais il maintient le système nerveux dans un état de vigilance permanente et peut brouiller les repères.

En périménopause, le corps a besoin de sécurité, de régularité et de marge de manœuvre. Le contrôle excessif crée l'effet inverse. Il empêche le relâchement, augmente la tension interne et accentue la fatigue. Le corps n'a plus d'espace pour s'autoréguler.

Tout noter, tout calculer, culpabiliser de ne pas avoir fait ce que tu avais noté... engendre un épuisement mental et une réduction de l'estime de soi.

À long terme, cette rigidité entretient les troubles du sommeil, l'irritabilité, les douleurs diffuses et les comportements alimentaires désorganisés.

Les régimes

On touche au pilier que je retrouve chez toutes les femmes que j'accompagne. Modifier son alimentation, manger moins, retirer des groupes d'aliments, se priver de certains repas pour soi-disant « compenser » d'un repas plus lourd ou plus gras, est sûrement le plus délétère en péri/ménopause.

Ton intention est probablement de "faire attention" ou de te reprendre en main, mais ton corps perçoit la restriction comme une menace et cela accentue l'insécurité et entraîne des mécanismes de défense : augmentation de l'appétit, stockage facilité, fringales, fatigue, ralentissement métabolique.

Les régimes renforcent également le sentiment d'échec et la perte de confiance en son corps, ce qui nourrit un cercle vicieux entre contrôle, culpabilité et lâcher-prise.

Je comprends que tu veuilles limiter la prise de poids, mais un corps sous-alimenté, stockera autant qu'il peut pour préserver ses réserves et nourrir les organes. Alors mange, équilibré, de tout, en quantité raisonnable, et au bon moment de la journée et ton corps ne cédera pas à l'excès de stockage.

La culpabilité

La culpabilité intervient quand tu n'as pas mis assez de contrôle. Toutes les fois où tu as mangé ce que tu avais dit ne pas manger, que tu n'as pas fait ton sport, que tu as fait quelque chose qui, soi-disant, a aggravé ton état. Elle n'est pas signe de faiblesse, tu dois plutôt la voir comme néfaste. Car, si ton corps a faim, et que tu y as cédé, alors ton corps est ravi de pouvoir utiliser ce que tu lui donnes. Mais si derrière tu culpabilises, ton cerveau assimile ce bien-être ponctuel comme une erreur, un échec. Et la prochaine fois il va envoyer un message culpabilisant au corps, bannissant cet aliment qui pourtant pourrait être bénéfique. Cela va engendrer mal-être, gonflement, et émotions négatives qui vont alourdir ton mental et ton estime de soi.

La culpabilité amplifie également ta charge mentale, t'obligeant à user de stratèges par la suite, et sollicitant encore plus ton système nerveux. Le corps reste en état d'alerte, ce qui perturbe le sommeil, l'humeur, la digestion et la régulation hormonale.

La culpabilité épuise, ralentit, rabaisse. En somme, elle n'apporte rien de constructif, au contraire elle est destructive.

Le tabac

Juste un mot rapide sur le tabac. Puisque c'est un des facteurs aggravant souvent utilisé comme une béquille face au stress ou à la fatigue.

En réalité, on sait qu'il perturbe les mécanismes hormonaux et accentue l'inflammation. Il peut intensifier les bouffées de chaleur, fragiliser le système cardiovasculaire et aggraver la fatigue générale.

L'alcool

Cela paraît évidemment, mais il faut le dire tout de même. L'alcool est plus mal toléré en péri/ménopause. Il perturbe le sommeil profond, accentue les réveils nocturnes et favorise la prise de poids. Il surcharge également le foie, organe clé dans le métabolisme hormonal.

Tu l'as compris, en cette période, tu n'as pas besoin de supprimer drastiquement ce que tu aimes, mais plutôt de cadrer ta consommation. Un ou deux verres par semaine peuvent te suffire dans ta vie sociale sans aggraver les symptômes de la péri/ménopause.

Alimentation inadaptée

L'irrégularité qui pouvait te convenir auparavant, ne convient plus. Déjà parce que le corps a besoin de régularité en termes d'horaires et d'aliments, ça le sécurise.

La consommation de produits transformés, trop sucrés, trop gras… désorganise la régulation de la glycémie, et il a déjà assez de choses dont s'occuper pour ne pas avoir à gérer les prises alimentaires aussi inflammatoires. De plus, cela favorise les fringales, l'irritabilité, la fatigue et les variations d'énergie.

Ton corps tolère moins bien les écarts, les festivités en tout genre et les prises alimentaires aléatoires. Une attention toute particulière est mise sur l'aspect alimentaire, car à lui seul il peut aggraver significativement les symptômes ou les diminuer.

Le manque de mouvement

Le fait de ne pas bouger ton corps quotidiennement, que ce soit par la marche, des mouvements simples ou une activité physique adaptée, accentue progressivement les raideurs, les douleurs articulaires et musculaires, la fatigue et la perte de tonus. Les muscles sont moins sollicités, moins oxygénés, et cela favorise une sensation de corps lourd, douloureux, parfois même "rouillé".

Quand les muscles ne travaillent plus suffisamment, ils perdent en force et en volume. Cette perte musculaire, naturelle avec l'âge, peut s'accélérer en périménopause si le corps n'est pas stimulé. Or les muscles jouent un rôle essentiel dans le métabolisme, la stabilité articulaire, la posture, l'équilibre et la prévention des douleurs. Moins de muscle signifie aussi une dépense énergétique plus faible, ce qui peut faciliter le stockage des graisses, même sans changement alimentaire.

À l'inverse, une activité trop intense, trop fréquente ou mal adaptée à ton état hormonal et nerveux peut également majorer les symptômes. Surentraînement, séances épuisantes, manque de récupération ou pratiques vécues comme punitives entretiennent le stress, augmentent la fatigue et aggravent parfois les douleurs.

Le corps a surtout besoin de mouvements réguliers, respectueux et soutenant. Après 40 ans, prendre soin de ses muscles devient fondamental. Soulever des charges, même modestes, comme des bouteilles d'eau, des sacs de courses ou des haltères légeres, envoie un signal clair au corps : les muscles sont nécessaires. Ce type de stimulation aide à préserver la masse musculaire, à protéger les articulations, à améliorer la posture et à soutenir le métabolisme.

Bouger n'est pas une question de performance. C'est une façon de rappeler à ton corps qu'il peut rester fort, stable et fonctionnel, même dans cette période de transition.

Notes

Chapitre 11

Comment soulager les symptômes de la péri/ménopause

Des bases solides pour retrouver de la stabilité

Soulager les symptômes ne signifie pas réduire leur intensité, leur fréquence et leur impact sur la vie quotidienne. Cela passe par une approche globale, cohérente et respectueuse du fonctionnement actuel de ton corps.

Ce qui fonctionne pour les unes ne fonctionnera peut-être pas pour toi. Inspire-toi de ce que tu entends et vois, mais ne culpabilise jamais de ne pas avoir les mêmes résultats. Parfois, il faut plus d'attention et d'écoute, et ajuster les conseils. Rien n'est définitif ni permanent. Prend aussi en compte que ce qui a fonctionné un temps, peut ne plus fonctionner pour le moment, et revenir par la suite.

Je te donne quelques conseils, parmi les nombreux que je donne aux femmes que j'accompagne. Tu pourras aussi en trouver sur mes réseaux sociaux, mais la plupart sont dans Péri/ménopause FIT, mon programme semi-individuel (dont je vais te parler plus bas), et dans ma communauté FIT, là où les échanges sont les plus importants.

Comprendre son corps autrement

Comprendre ton corps, ne veut pas dire accumuler des tonnes d'informations, tout essayer, culpabiliser que cela ne fonctionne pas, et te trouver encore plus différente des autres.

Non, comprendre ton corps, veut dire savoir l'écouter mieux que personne, savoir quelles informations ne te correspondent pas et passer au-dessus pour prioriser ce qui fonctionne pour toi. C'est aussi voir que les symptômes ont une cohérence, même s'il y en a beaucoup et même s'ils sont envahissants. Cela te permet de sortir du doute permanent, et d'apaiser les tensions interne dues aux incompréhensions.

Sécuriser l'alimentation

En péri/ménopause, tu dois porter une attention particulière à ton alimentation. Non seulement, elle doit être équilibrée, mais aussi contenir plus de protéines.

-> Manger moins, tu oublies.

-> Sauter des repas pour compenser un écart, tu oublies.

-> Faire de gros cheat meal (repas plaisir) bien gras et transformé, tu oublies.

Chaque décision que tu vas prendre au niveau alimentaire, va te mettre en inflammation ou en santé.

Et bien évidemment, tu veux vieillir en santé (mon adage).

Pour commencer, il faut supprimer les croyances telles que :

- il faut manger moins pour maigrir
- il faut bannir le sucre
- il faut bannir les graisses
- il faut sauter des repas

- il faut faire un jeûne intermittent.[1]

- il faut éviter la viande, et pour les extrêmes toutes sortes de protéines

- il faut retirer un ou plusieurs groupes d'aliments définitivement ou ponctuellement mais sur une longue durée.

Repense ton alimentation dans un seul but : construire ta santé. Oui, la santé peut se travailler à tout âge. J'accompagne des femmes d'âges différents, parfois plus de 70 ans, et cela ne les empêche pas de maigrir et de retrouver une forme qu'elles n'ont pour certaines, jamais connue.

Tu dois penser tes assiettes selon les besoins de ton corps. Il ne peut pas digérer efficacement tout ce que tu lui donnes dans les quantités qui te font plaisir. Certainement que tu as remarqué que ce choix ne te convient plus car ton corps stocke. Naturellement, il faut glisser vers l'optimisation. Manger

---

[1] (Il n'a jamais été dit que ce type de jeûne servait à maigrir, mais au nettoyage des cellules. Pour effets secondaires, chez certaines personnes, il peut aider à perdre du poids, mais ce n'est pas une majorité de personnes qui ressentent ses effets). Le jeûne intermittent permet des pauses alimentaires, bénéfiques pour le corps, mais manger trop riche sur de courtes heures, a un effet délétère. Souvent les personnes mangent beaucoup sous prétexte que c'est dans la fenêtre des 8 heures (si le choix est le 16/8), mais le corps reçoit une grosse quantité d'aliments et par conséquent de toxines.

les bons gras au bon moment pour éviter de les perdre, manger suffisamment de protéines pour ne pas voir une fonte de sa masse musculaire (pour information, à partir de 40 ans on perd entre 1 et 2% de sa massa musculaire. Tu comprends l'intérêt d'en apporter à son corps).

Tu n'oublies pas les bons sucres, sous forme de fruits par exemple. Et de varier ton alimentation. En effet, toutes les sources de protéines ne se valent pas. Un œuf, du poulet, du poisson ou du bœuf sont bien différents à cuisiner, à manger et à digérer.

Les fibres devraient être présentes à tous les repas. Il est facile d'en ajouter sous forme d'oignons, d'échalottes… en plus de celles contenues dans les végétaux que tu consommes. Une bonne consommation d'eau plate par jour est également recommandée, et dès le réveil.

Ce pilier alimentaire est largement traité dans mes programmes FIT et dans ma communauté.

Comme tu le remarques, il s'agit de redonner au corps le message qu'il ne manque et ne manquera de rien. Il se sentira en sécurité et sera plus coopérant. Ton énergie se stabilisera, les envies de craquages diminueront, et ton rapport à l'alimentation et au poids s'apaisera.

Apaiser le mental

Enfin, pour atténuer les symptômes, voire les faire disparaître, cela passe par le changement de posture interne.

Ne plus te battre contre ton corps ou ton cerveau, accepter que tout ce que tu essaieras ne fonctionnera pas, accepter que ce qui fonctionne, ne fonctionnera peut-être plus un jour, arrêter de culpabiliser et de te juger.

Une forme de réconciliation est nécessaire avec toi. Une façon différente de prendre soin de toi, d'être plus alignée avec la femme que tu deviens.

Notes

Chapitre 12

Pourquoi j'ai créé Péri/ménopause FIT

L'acronyme FIT signifie :

F : Focus

I : Impact

T : Transformation

Ce que je ne trouvais nulle part

J'accompagne les femmes depuis plus de 20 ans dans leurs besoins de se sentir mieux dans leur corps et dans leur tête. Au fil du temps, s'est posé la question de la gestion des symptômes de la péri/ménopause qui pouvaient jouer en leur défaveur. Lorsque je suis entrée moi aussi en périménopause, je me suis heurtée au néant.

J'étais soit trop jeune pour que cela soit assimilé comme tel, soit mon symptôme n'était pas connu des médecins et ils l'écartaient de suite, soit c'était ma thyroïde, car j'ai la maladie d'Hashimoto. Au final, tout ce que je ressentais et présumais comme une entrée en péri, était envoyé valser et me ramenait au doute, à l'angoisse de devenir folle, et à la peur de développer une maladie grave.

Heureusement je n'ai pas baissé les bras et j'ai pu tester, et teste encore, diverses façons de diminuer voire supprimer ces symptômes.

Toutefois, il y a une chose que j'ai comprise, c'est que ce n'est pas en luttant contre mon corps, que je vais aller mieux ; je dois au contraire l'accompagner et l'écouter.

Dans mon cabinet, les demandes revenaient sans cesse, formulées avec des mots différents mais une même fatigue de fond.

- Comprendre ce qui se passe vraiment dans son corps.

- Arrêter de douter de ses ressentis.

- Savoir comment manger sans aggraver les symptômes ni grossir.

- Retrouver de l'énergie sans devoir en faire deux fois plus.

- Apaiser le mental sans passer par la méditation et autres sources de détente.

- Ne plus se sentir seule face à des symptômes qui semblent incohérents.

Il ne s'agissait pas de vouloir tout contrôler ou tout corriger. Il s'agissait de retrouver une forme de stabilité, de sécurité intérieure, et de confiance dans un corps qui change.

C'est à partir de ces demandes réelles, concrètes, répétées, que Péri/ménopause FIT est né.

Péri/ménopause FIT est un programme semi-individuel. C'est pensé pour cette période de vie précisément, avec ses fluctuations, ses limites, et ses besoins spécifiques.

J'y ai intégré tout ce que je travaille depuis des années : la psychonutrition, la compréhension des comportements alimentaires, l'apaisement du mental, le respect du corps, et l'adaptation progressive au lieu de la lutte.

Dans ce programme tu vas pouvoir avancer à ton rythme, comprendre ce qui se joue dans ton corps, mais aussi et surtout grâce au Scan FIT qui va te donner ton Profil FIT. Passer en revue toutes les sphères de ta vie, afin de déterminer lesquelles sont surinvesties et sous-investies. C'est le point de départ pour savoir avec précision où part ton énergie et comment l'équilibrer. Car sans énergie, pas de transformation.

Au sein de Péri/ménopause FIT, tu auras des outils que tu pourras télécharger et garder, mais tu auras également accès à une session en visio pour répondre à toutes tes questions.

L'objectif est que tu replaces ton énergie au bon endroit, que tu comprennes tes symptômes et que tu mettes en place des actions qui vont avoir un impact sur ta concentration, ta vitalité, ta digestion, ton équilibre et ta santé.

Une fois que tu commences à comprendre comment ton corps réagit, tu peux calmer ton mental et avancer plus sereinement.

Si tu veux y accéder, voici le lien : https://programmes.nutrition-sante17.fr/peri-fit

La communauté FIT

Ne pas rester seule

Cette période est souvent vécue dans la solitude. Non parce qu'on ne parle pas, mais parce que souvent on ne sait pas à quoi est dû ce que l'on vit, les symptômes sont flous, difficiles à expliquer, parfois minimisés.

La communauté permet de sortir de l'isolement.

Le fait d'être en collectif joue un rôle de normalisation, de soutien et de compréhension. Chacune vient avec ses symptômes, ses questions, sans aucun jugement. Entendre d'autres femmes mettre des mots sur ce que l'on n'arrive pas à formuler apaise immédiatement. Cela enlève une partie de la charge mentale et émotionnelle. Cela permet aussi de prendre du recul et de se sentir moins en décalage avec soi.

L'accompagnement dans la durée

La périménopause n'est pas une parenthèse courte. Elle demande du temps, des ajustements progressifs et une approche en douceur.

La communauté FIT a été pensée pour accompagner cette durée, sans urgence, sans performance, mais dans la continuité.

On y apprend à écouter son corps différemment, à adapter son alimentation sans rigidité, à apaiser le mental, et à construire une relation plus stable avec soi-même. Parce que traverser cette période ne consiste pas à "tenir bon", mais à apprendre à vivre autrement, avec plus de justesse.

La communauté FIT est un abonnement mensuel, dans lequel tu vas trouver de multiples ressources pour t'accompagner durant ces mois, comme :

- des ateliers thématiques (avec accès au replay en illimité)

- des sessions de questions/réponses régulières pour poser toutes tes questions, mais aussi trouver des réponses aux questions que tu ne te poses pas encore

- des audios et vidéos

- des recettes et des tips anti-craquage

- des fiches de suivi de ton corps, de ton mental…

Tu peux consulter la page d'accès à cette adresse :

https://programmes.nutrition-sante17.fr/commu-fit

Conclusion

Mettre des mots change déjà beaucoup de choses

Si tu es arrivée jusqu'ici, c'est que tu avais besoin de comprendre ce qui se passe dans ton corps, dans ta tête, dans ton rapport à toi-même. Mettre des mots sur ce que tu ressens n'efface pas les symptômes, mais cela change profondément la façon de les vivre.

La périménopause n'est pas une période floue ou imaginaire. C'est une phase de transition réelle, physiologique, systémique, qui touche le corps, le cerveau, les émotions et les comportements. Les symptômes sont parfois discrets, parfois envahissants, souvent déroutants parce qu'ils ne ressemblent pas à ce qu'on nous a appris à reconnaître.

Savoir que ces manifestations ont une origine hormonale et nerveuse permet déjà de sortir du doute, de la culpabilité et de l'auto-accusation. Tu n'exagères pas. Tu ne perds pas pied. Ton corps tente de s'adapter à un nouvel équilibre.

Ce livre n'a pas pour objectif de tout résoudre. Il a été pensé pour t'aider à identifier, relier, comprendre peut-être ce qui t'arrive. Pour t'offrir une lecture qui fait sens, sans dramatiser, sans minimiser, sans t'imposer de solutions toutes faites. Chaque femme traverse cette période avec son histoire, son corps, ses ressources et sa capacité de changer les choses.

À partir de là, tu peux avancer avec plus de clarté. Observer ce qui te concerne vraiment. Choisir ce qui t'aide. Ajuster ce qui ne fonctionne plus. Et surtout, arrêter de te battre contre ton corps.

Mettre des mots, c'est déjà reprendre un peu de pouvoir sur ce que tu vis. Et parfois, c'est le premier pas vers une relation plus apaisée avec cette nouvelle étape de ta vie.

Me contacter

Je suis ravie d'avoir partagé ces pages avec toi. Il faut diffuser ce livre à un maximum de femmes qui sont dans l'errance, seules, avec des symptômes qu'elles ne comprennent pas.

Ton expérience de la péri/ménopause peut être une contribution énorme à celles qui ne comprennent pas ce qu'elles vivent.

Si tu as envie de me partager tes retours sur ta péri/ménopause, tu peux le faire par email à nutritionsanté17@gmail.com.

Si tu veux entrer en contact avec moi, en savoir plus sur les différents symptômes, tu peux aller voir mes réseaux sociaux
Instagram : stephanie_psychonutrition
Tiktok : @stephanie.psynut

Bibliographie

Andrews R, et al. 2024. The role of menopausal symptoms on future cognitive performance. *Maturitas.* doi:10.1016/j.maturitas.2024

Gestion des symptômes de la périménopause et de la ménopause
https://pubmed.ncbi.nlm.nih.gov/37553173/

INSERM – C'est quoi la préménopause ?
https://www.inserm.fr/c-est-quoi/derniers-stocks-cest-quoi-la-premenopause/

INSERM - Ménopause
https://www.inserm.fr/dossier/menopause/

Développement cérébral dépendant des hormones
https://pubmed.ncbi.nlm.nih.gov/6137854/

La périménopause comme état de transition neurologique
https://pubmed.ncbi.nlm.nih.gov/26007613/

Les bouffées de chaleur sont-elles un signe avant-coureur ?
https://www.health.harvard.edu/womens-health/are-hot-flashes-a-warning-sign

Périménopause : de la recherche à la pratique
https://pubmed.ncbi.nlm.nih.gov/26653408/

Mentions légales

ISBN : 978-2-35823-033-9

Dépôt légal février 2026